Chouette, Maman a un bébé dans le ventre !

A ma Belle-sœur Carène,

Une sage-femme

De passion et d'exception

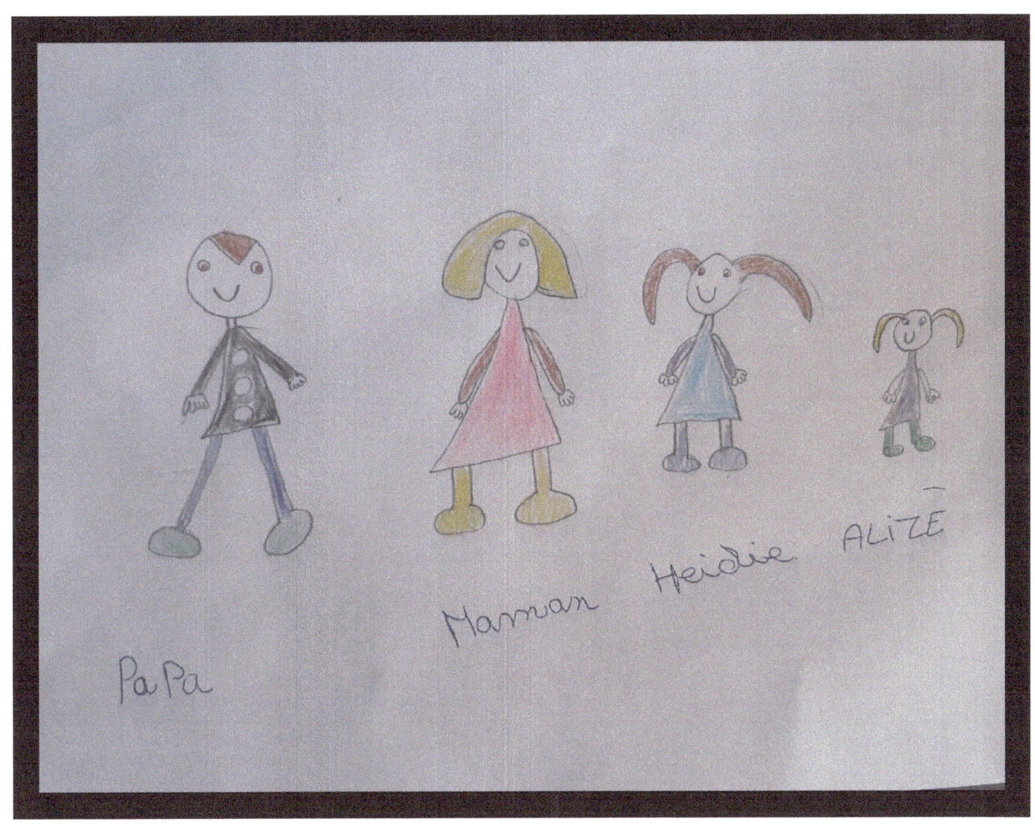

Des parents ont une annonce à faire
à leurs filles.

- Nous avons une grande nouvelle à
vous annoncer ? Dit la Maman.

- On va avoir un chien ? Demande Alizé.

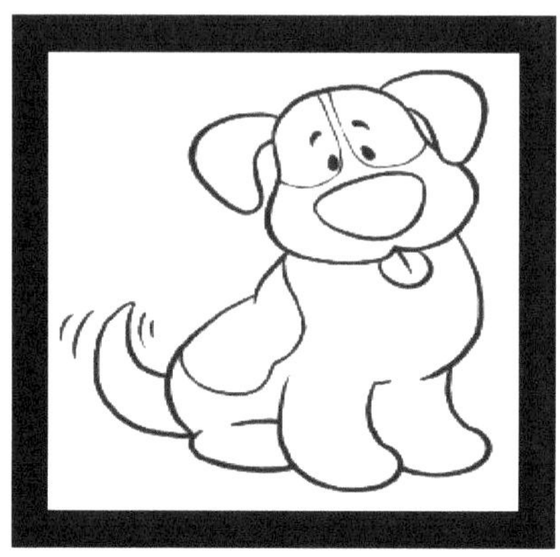

-   Non ! Répond le Papa.

- On va avoir une piscine ? Demande Heïdie.

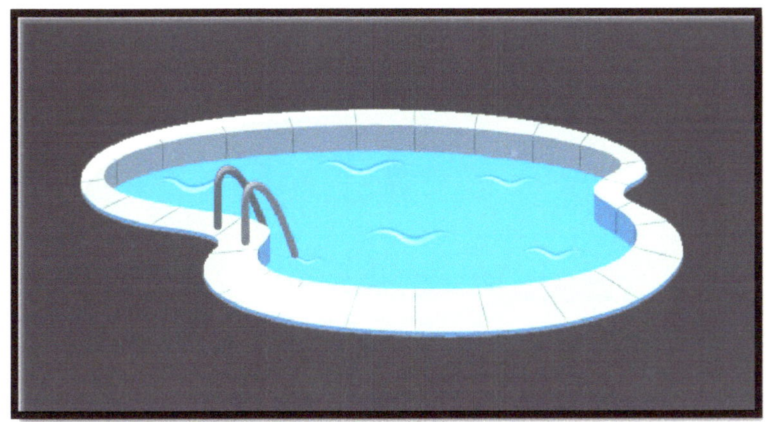

- Non ! Notre famille va s'agrandir ! Répond la Maman.

- On va avoir des cousins et des cousines en plus ? Questionne Heïdie.

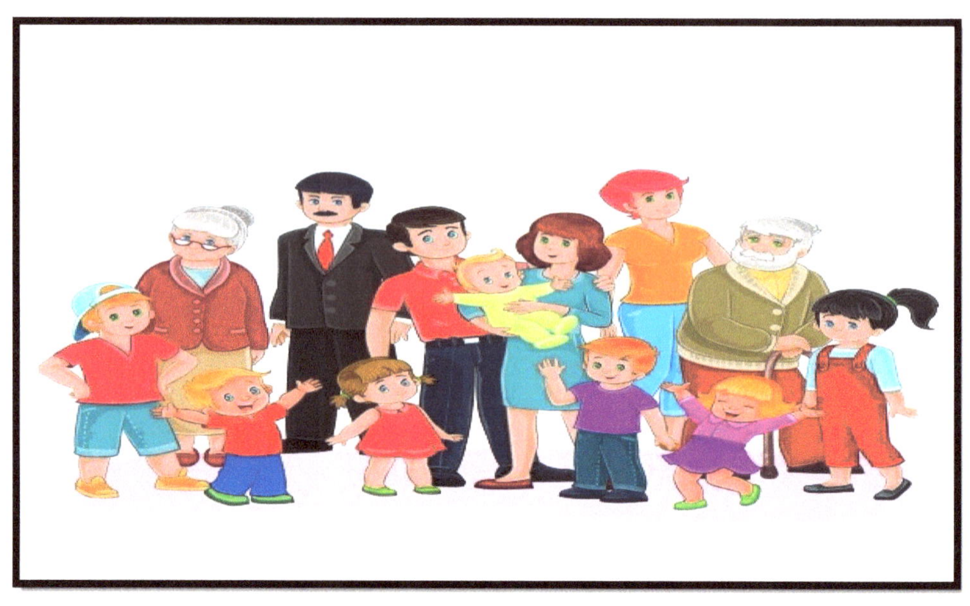

-    Non, nous allons avoir un bébé ! Vous allez être « grandes sœurs » ! Dit le Papa.

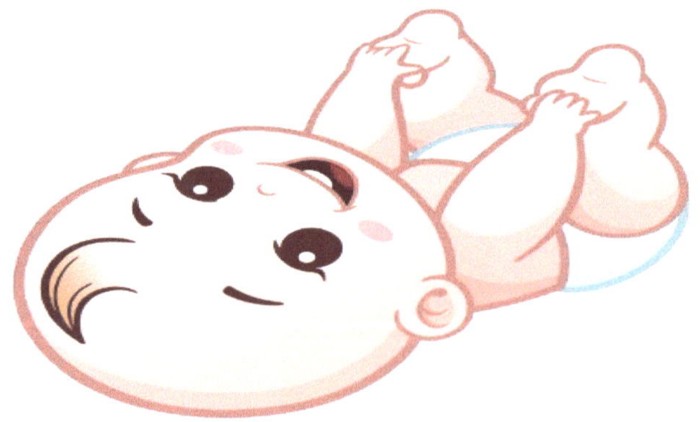

-    Mais comment tu sais qu'un bébé va arriver ? Demande Heïdie.

-    Il va arriver quand ? C'est le facteur qui va l'apporter ? demande Alizé.

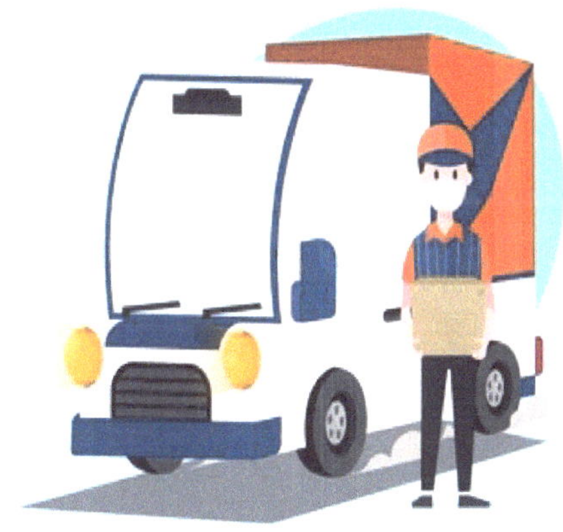

-    Non, je sais que j'ai un bébé car il est dans mon ventre ! Répond la Maman.

-    Dans ton ventre ? Mais où, je ne le vois pas ? Demande Heïdie, intriguée par le ventre de sa Maman qui n'est pas gros.

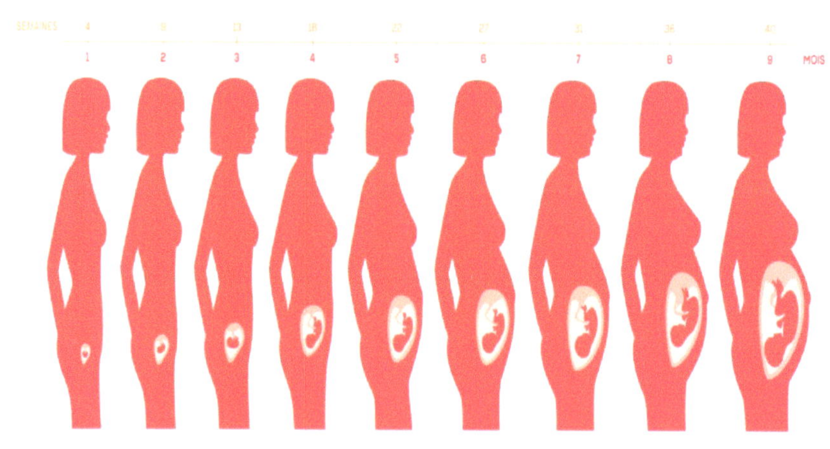

-    Non, il ne se voit pas encore mais mon ventre va grossir au fil des mois! Répond la Maman en faisant le geste d'un ventre qui gonfle.

-     Mais il n'y a pas de place pour un bébé dans ton ventre ! Constate Alizé en regardant et en touchant le ventre de sa Maman.

-     Pour le moment, le bébé est tout petit ! Vous aussi, vous étiez toutes petites dans mon ventre puis vous avez grandi tout doucement, en neuf mois ! Explique la Maman.

-     Neuf mois, c'est long ? demande Alizé en réfléchissant.

La grossesse mois par mois

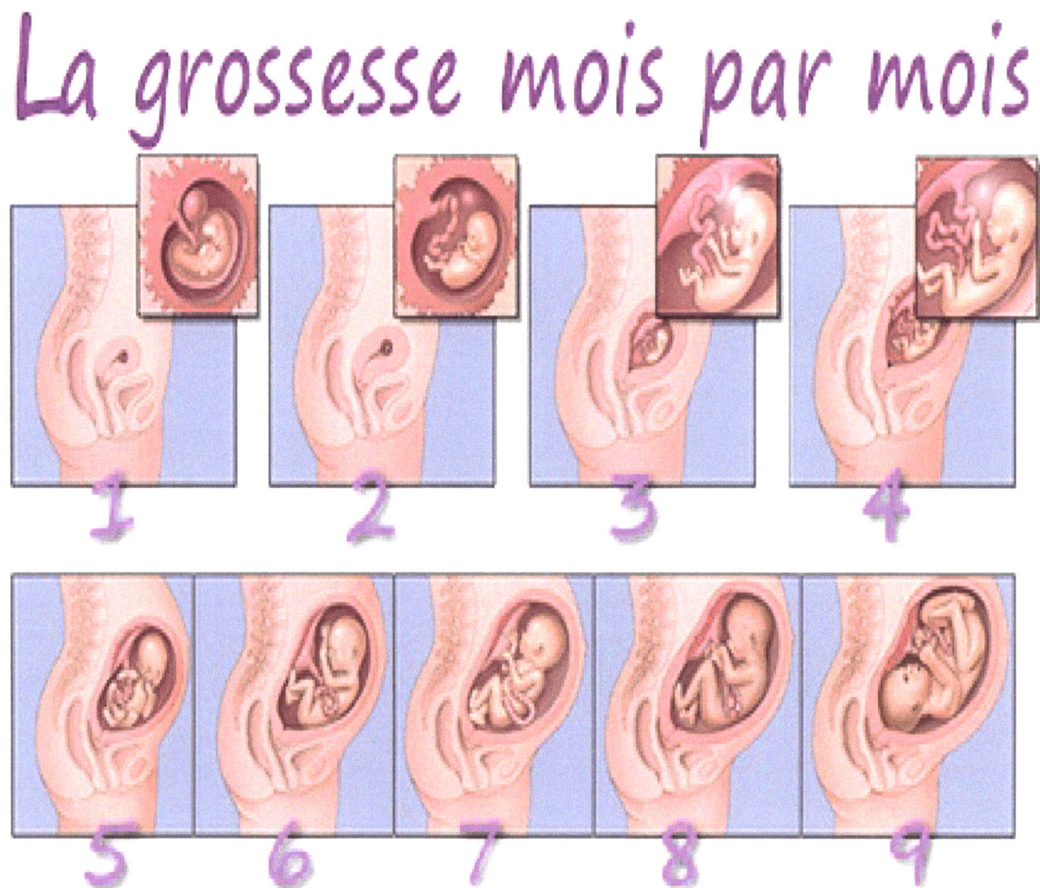

\- Le bébé est dans mon ventre depuis trois mois ! Il reste donc plus que six mois avant qu'il naisse !

-       Nous sommes en novembre, le bébé viendra après pâques ! Explique la Maman.

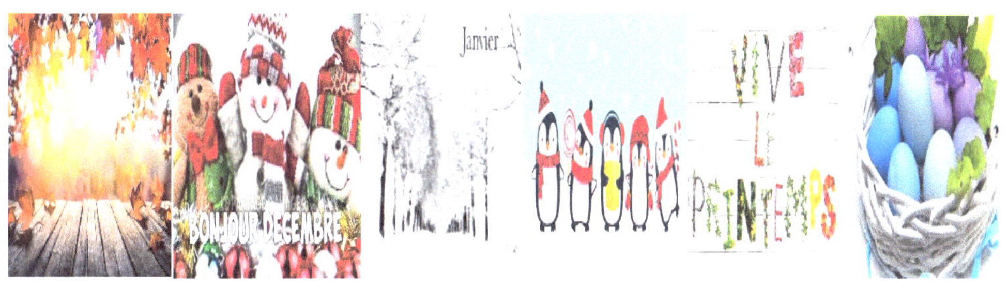

-       Il faudra attendre tout ça, c'est nul ? Souffle Alizé avec tristesse.

-       Il faut attendre tout ce temps pour que le bébé « se fabrique » correctement! Nous aurons ainsi le temps de préparer son arrivée ! Répond le Papa.

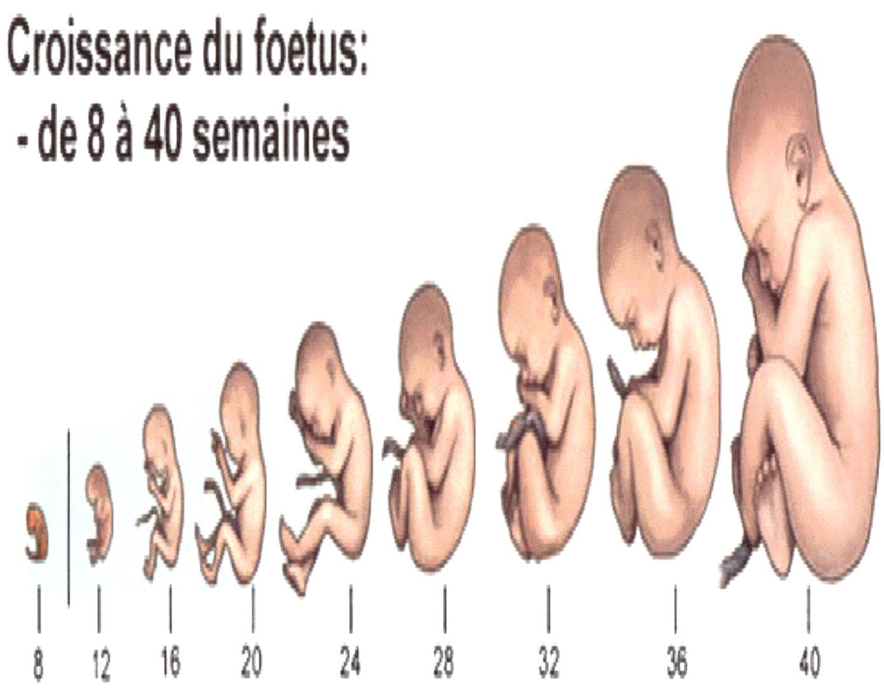

-     D'ailleurs, nous avons de la chance car c'est Tata Carène qui va suivre l'évolution du bébé ! Précise la Maman.

-     Elle est docteur des bébés dans le ventre ? demande Alizé.

- Oui, elle est sage-femme ! Elle surveille et soigne les mamans qui sont enceintes et les bébés qui sont dans le ventre jusqu'à la naissance et même après la naissance !

- C'est elle qui a veillé sur vous durant mes grossesses ! Elle t'a mis au monde Heïdie et elle mettra au monde le bébé !

- Pour les hommes on dit « sage-homme » ? interroge Heïdie.

- Non, on dit sage-femme ! répond la Maman.

-     Il bouge le bébé dans ton ventre ? demanda Heïdie.

-     Non pas encore ! répond la Maman.

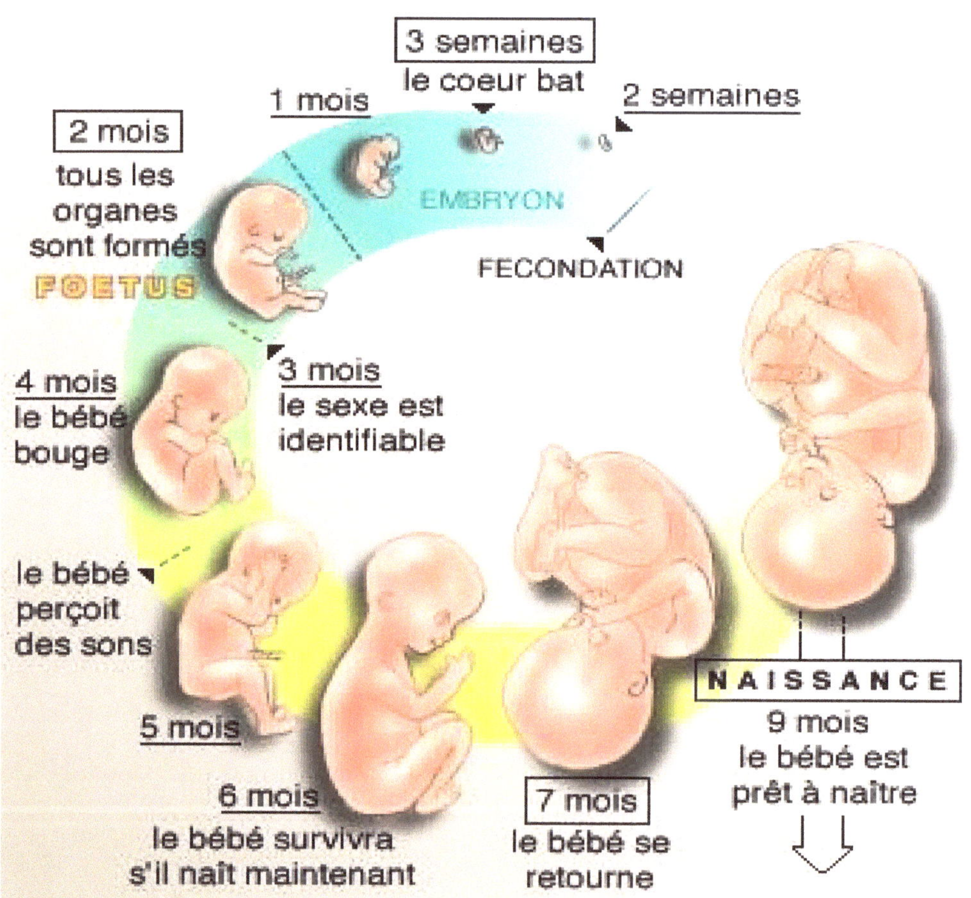

- C'est une fille ou un garçon ? Demande Heïdie.

- Nous ne le savons pas encore mais nous ne voulons pas le savoir ! Affirme la Maman.

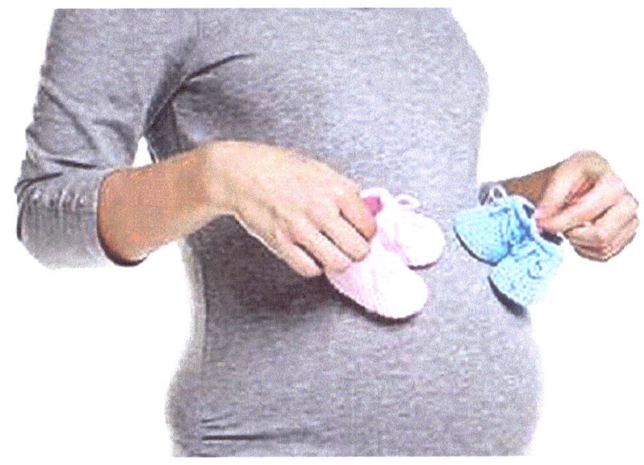

- C'est nul ! Moi, je veux que ce soit un garçon ! Dit Heïdie.

- Et moi, je veux que ce soit une fille ! Réplique Alizé.

- Ce sera la surprise et il faudra attendre sa naissance pour le savoir ! Dit le Papa.

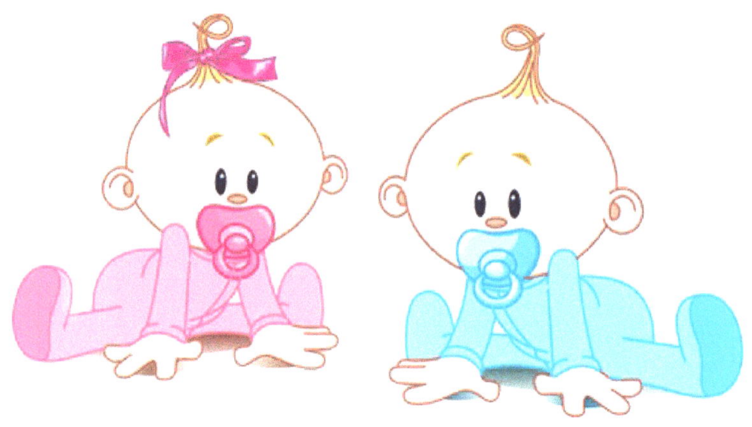

- Si c'est une fille, je ne la veux pas ! Dit Heïdie.

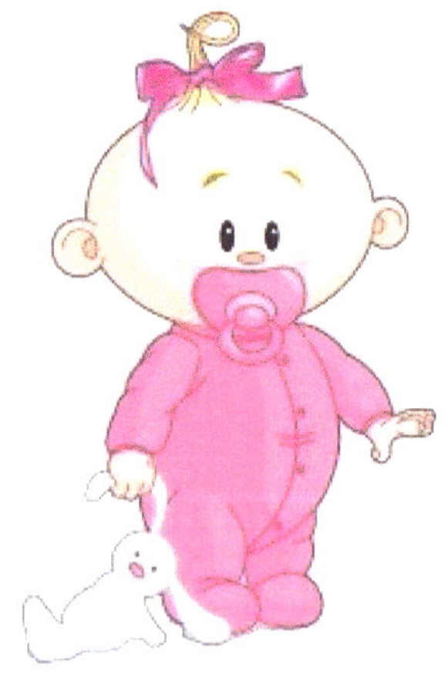

- Il ne faut pas dire ça car le bébé t'entend et il va être triste de savoir que tu ne le veux pas ! Chuchote la Maman dans l'oreille d'Heïdie.

Heïdie est désolée, elle se penche contre le nombril de la Maman et chuchote au bébé :

-    Je vais t'aimer que tu sois une fille ou un garçon !

-    Mais comment on va l'appeler ? Demande Alizé.

-    Comment on va faire pour choisir un prénom si on ne sait pas si c'est une fille ou un garçon ? Demande Heïdie.

- Nous allons tous les quatre choisir un prénom ! Nous ferons des votes jusqu'à ce que l'on soit tous d'accord !

- Nous choisirons deux prénoms ! Un de fille et un de garçon ! Répond la Maman.

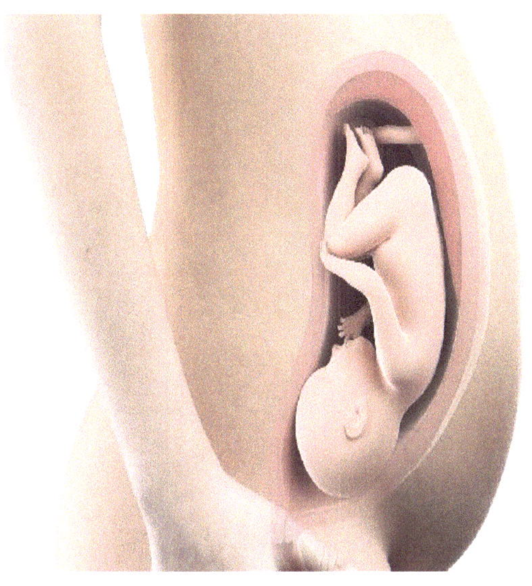

-    Peut-être qu'il y a deux bébés dans ton ventre, un garçon et une fille ? demande Alizé.

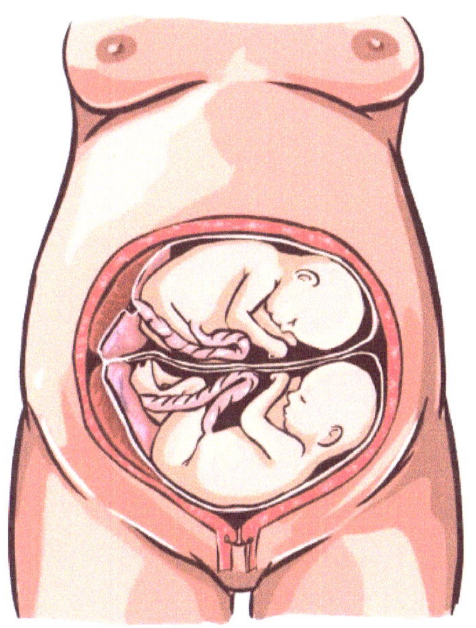

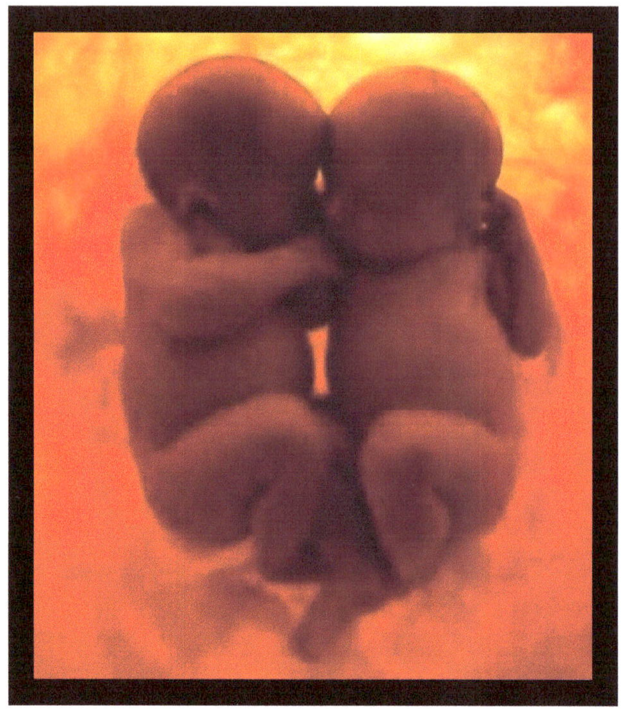

-	Et peut-être qu'il en a 4 ! rajoute Heïdie.

-	Non, il n'y en a qu'un sur l'échographie !

-	C'est quoi une écho « je ne sais pas quoi » ? demande Heïdie.

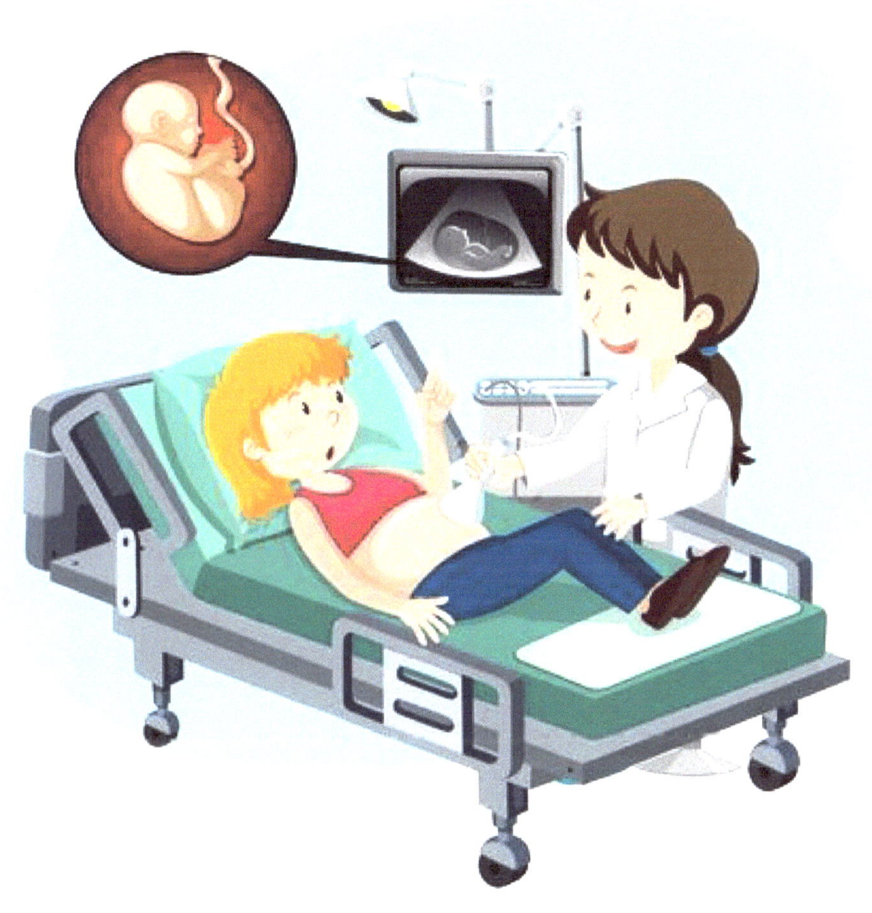

-    Une   échographie,   c'est   un
appareil qui permet de voir bouger le

bébé et même de le prendre en photo à travers le ventre !

-     La sage-femme surveille le bébé et la Maman. Ainsi, elle sait si le bébé va bien, combien il mesure et combien il pèse !

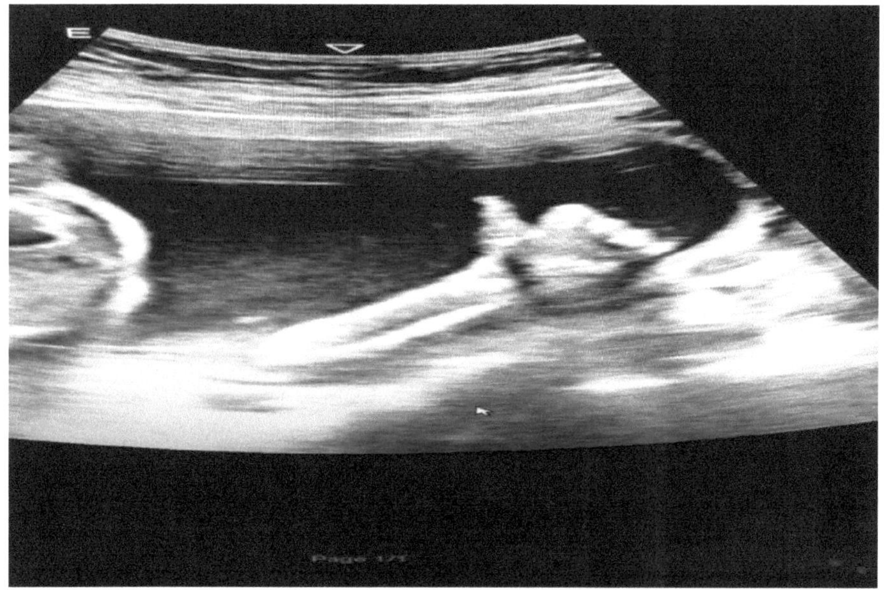

-     Le bébé dit qu'il va bien !
Remarque Alizé.

-    Regardez, j'ai trouvé cette image sur internet, la maman avait cinq bébés dans le ventre !

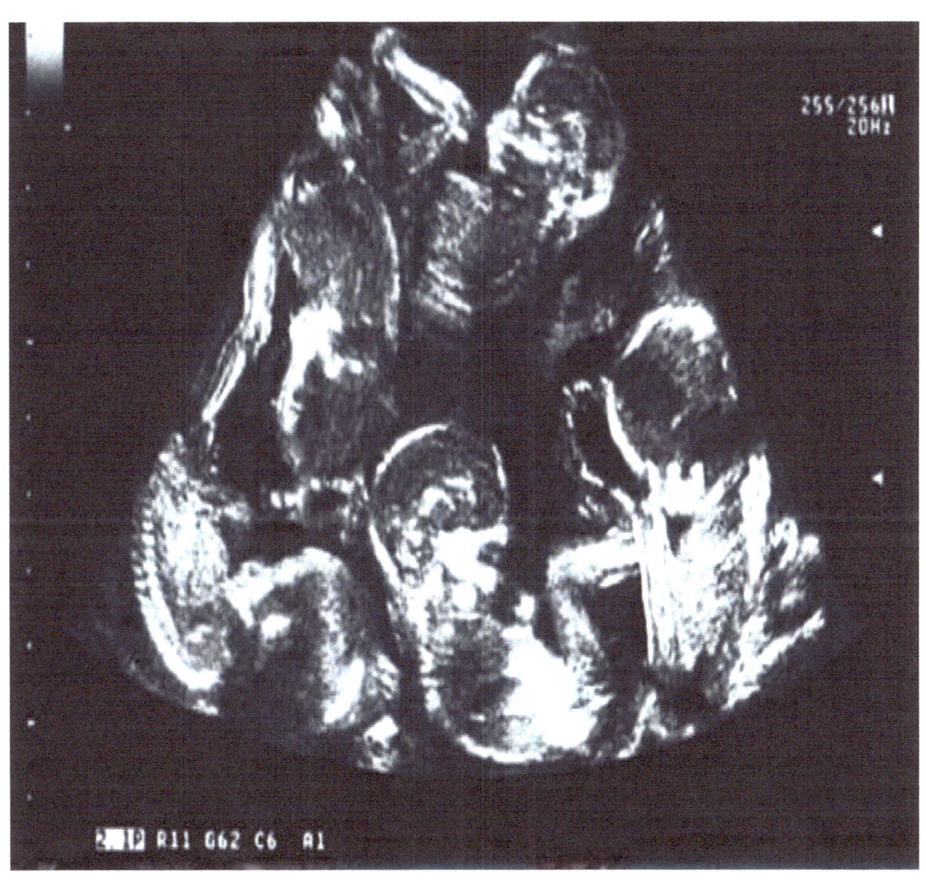

TROIS MOIS ET DEMI DE GROSSESSE...

-    Pourquoi tu es malade Maman ? C'est le bébé qui te fait du mal ? demande Alizé.

-    Ne t'inquiète pas ma chérie ! Une maman qui a un bébé dans le ventre est parfois malade car il y a certains aliments qu'elle ne supporte plus !

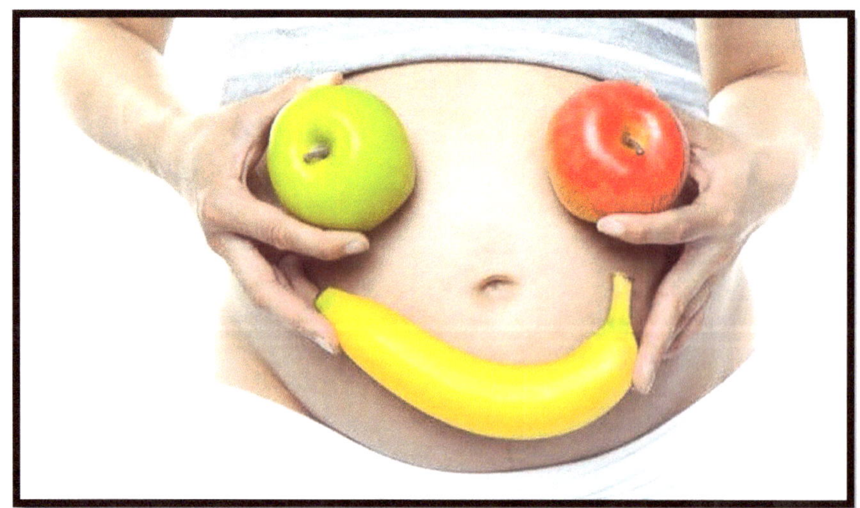

-    Il ne faut pas que tu manges des spaghettis ? Interroge Heïdie.

-    Tu as raison ! J'ai mangé des spaghettis à midi et je n'ai pas digéré donc je n'en mangerai plus pendant ma grossesse !

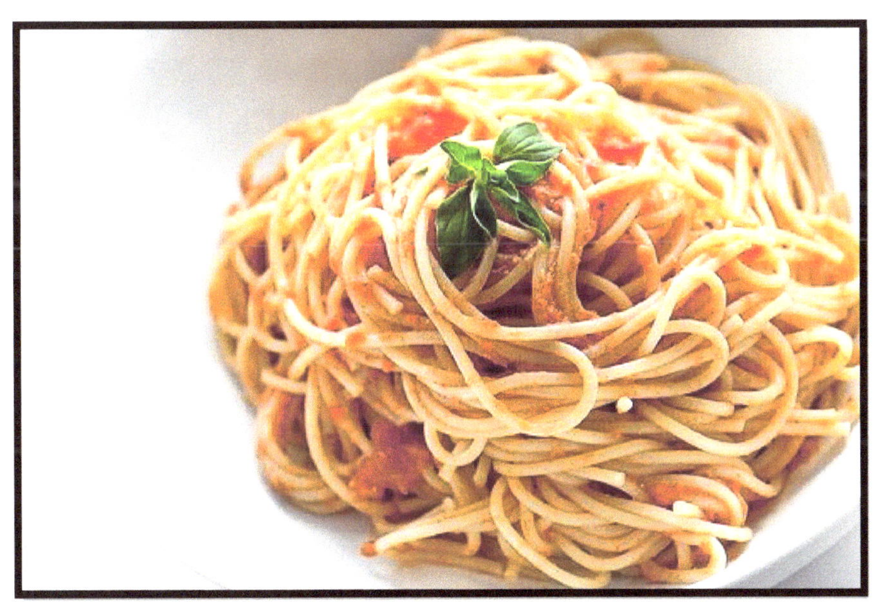

-    Quand j'étais dans ton ventre, quel aliment te faisait du mal ? demande Alizé.

-    Le jus d'orange, d'ailleurs pour vous trois, j'étais malade quand j'en buvais ! Atteste spontanément la Maman.

-    J'aime le jus d'orange pourtant ! Certifie Alizé étonnée.

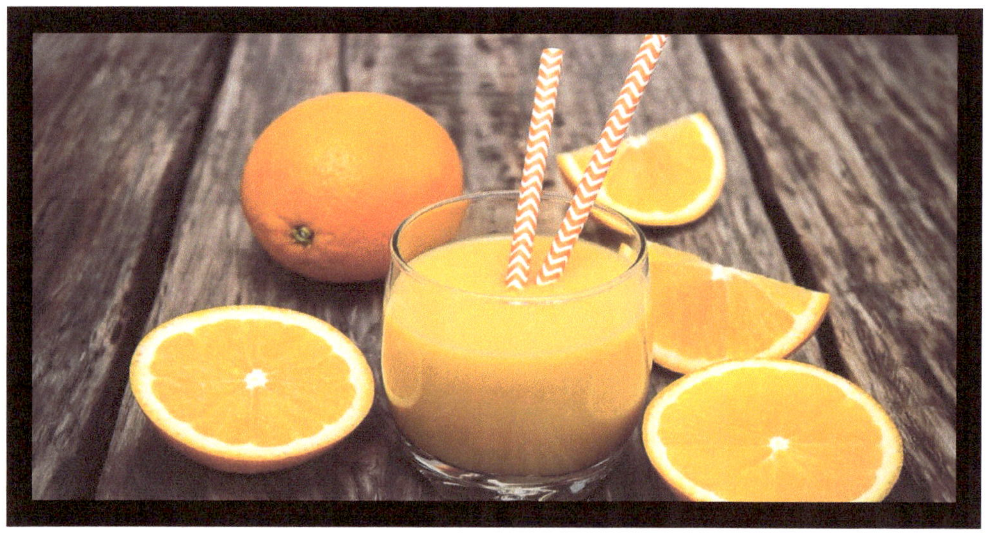

- Et moi, Maman ? Questionne Heïdie.

- Pour toi, j'étais malade quand je mangeais du chou !

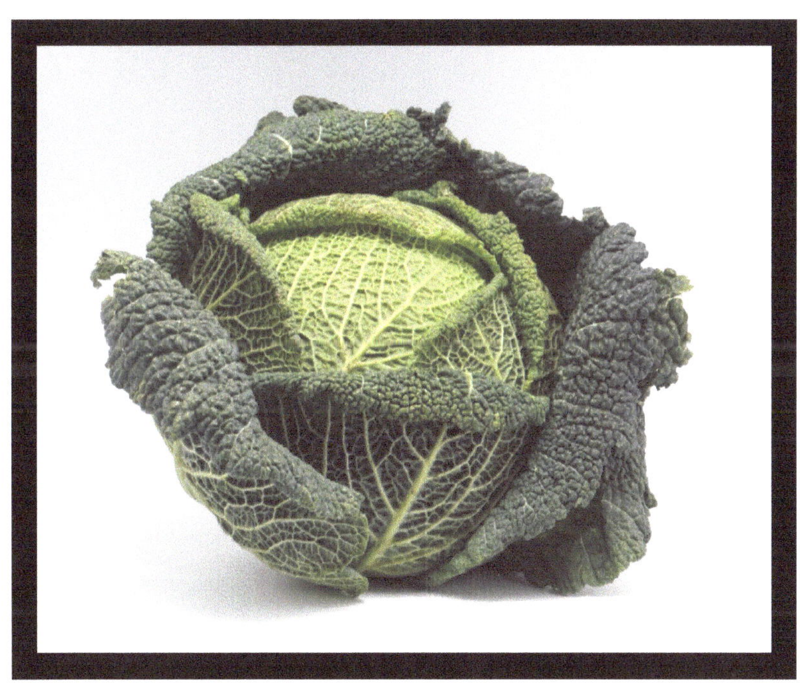

- J'aime le chou pourtant ! Répond Heïdie en réfléchissant.

CINQ MOIS DE GROSSESSE

1	2	3	4	5	6	7	8	9
Aou	Sept	Oct	Nov	Dec	Jan	Fev	Mar	Avr

-   Bon, les enfants, dressons une liste des prénoms pour le bébé ! Dit le Papa.

-   Baptiste pour un garçon, je n'ai pas encore d'idées pour une fille ! Répond la Maman.

- Moi aussi je veux Baptiste pour un garçon, et pour une fille, Lilou, comme ma poupée ! Propose Heïdie.

- Lili pour une fille et Estéban pour un garçon ! Lance Alizé.

- Pour moi, ce sera Clément, Louis ou Augustin pour un garçon et Inès pour une fille ! Soumet le Papa.

- Votons maintenant ! Rajoute le Papa.

- Trois votes pour Baptiste, trois pour Clément, trois pour Louis et trois pour Inès. Il va falloir que l'on se décide pour un prénom de garçon ! Suggère la Maman.

SIX MOIS DE GROSSESSE....

1	2	3	4	5	6	7	8	9
Aou	Sept	Oct	Nov	Dec	Jan	Fev	Mar	Avr

-    Maman, ton ventre, il est gros, il va devenir comme un ballon ? S'inquiète Heïdie en lui donnant un dessin représentant un ventre avec un bébé dedans.

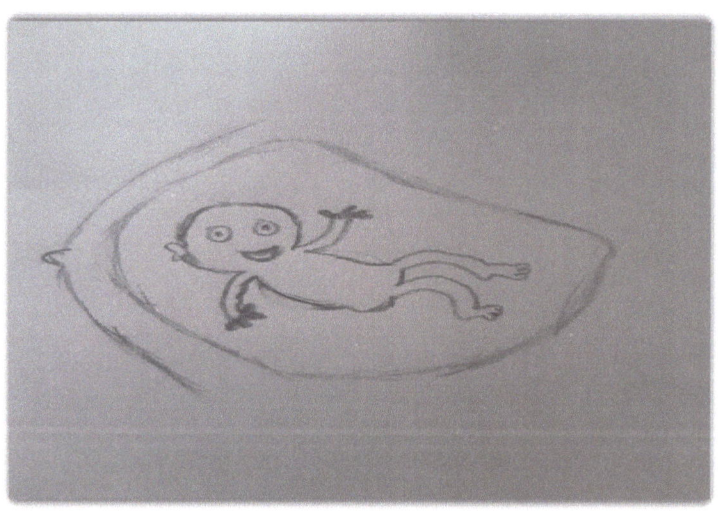

- Oui et il va encore grossir ! Répond la Maman.

- Mais s'il éclate ? S'inquiète Alizé.

- Non, il ne peut pas éclater ! Ne t'inquiète pas ! Il est solide et je le protège tout le temps !

- Le bébé, il nous entend ? S'intrigue Alizé.

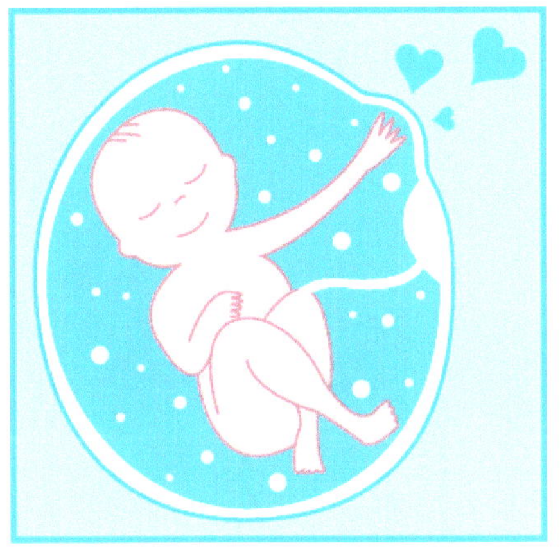

-    Oui, il entend et il n'aime pas quand vous vous disputez d'ailleurs ! Répond la Maman.

- Il nous voit ? demande Heïdie.

-    Non, il ne nous voit pas ! Il vit à l'intérieur du ventre dans de l'eau ! Précise le Papa.

-    Cool, il vit dans une piscine et il se baigne tout le temps ! Lance Alizé.

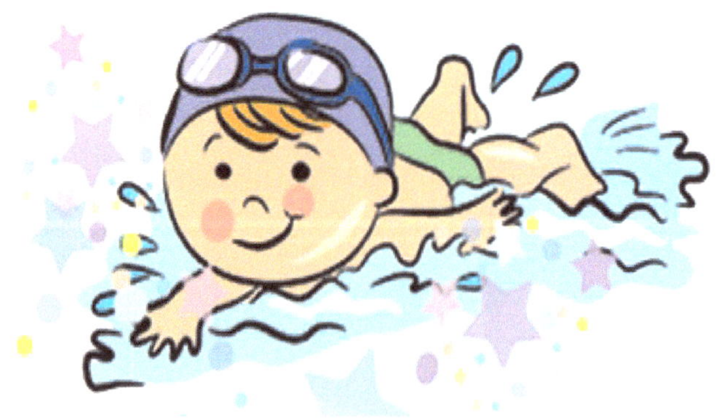

- J'aimerai être à sa place ! Rajoute Heïdie.

- Le bébé est dans le noir tout le temps ! Il doit avoir hâte de sortir pour découvrir le jour, pour nous voir et pour jouer ? Dit le Papa.

- Il n'a pas de jouets dans le ventre? Demande Alizé.

- Non, dans le ventre, il n'y a pas de jouets ! Affirme la Maman en souriant.

- Il a des habits ? demande Heïdie.

-    Non, mon ventre ne fabrique pas d'habits non plus ! Répond la Maman.

-    Mais il est tout nu alors ? demande Heïdie en riant.

- Et oui !

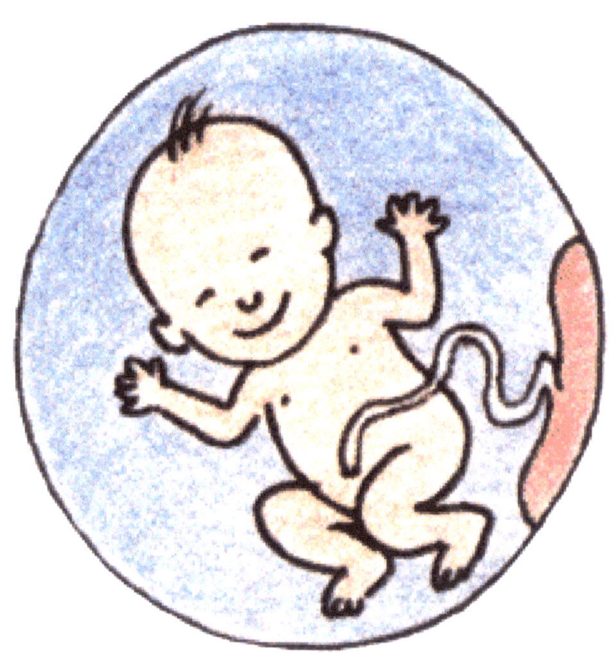

<u>SEPT MOIS DE GROSSESSE....</u>

1	2	3	4	5	6	7	8	9
Aou	Sep	Oct	Nov	Dec	Jan	Fev	Mar	Avr

-      Il aura des cheveux de quelle couleur ? demande Heïdie.

-      Et ses yeux, ils seront comment ? Je veux que ce bébé me ressemble ! dit Alizé.

-      Si c'est une fille, je veux qu'elle ait mon visage mais qu'elle ait les yeux bleus ! Rajoute Heïdie.

- Ce sera la surprise, nous ne pouvons pas savoir comment il sera ! Répond la Maman.

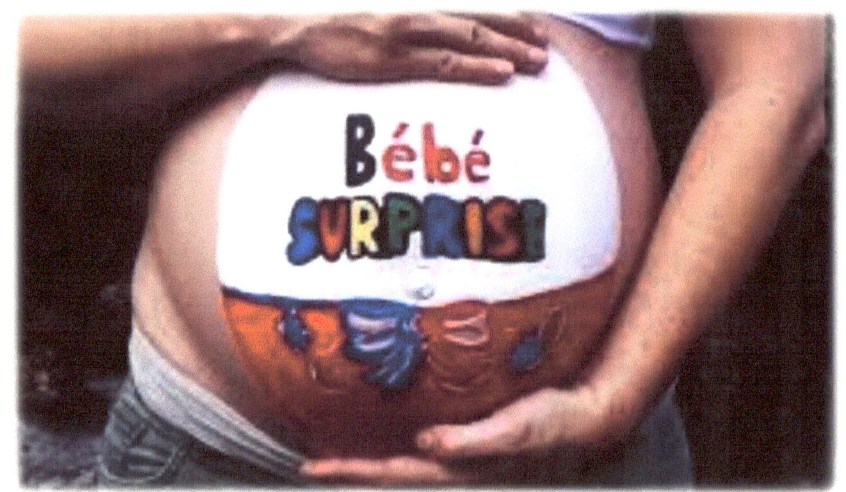

- Il va sortir quand ? Demande Alizé.

- Personne ne peut savoir le jour exact où un bébé va naître mais sa naissance est prévue le 24 avril, le jour de notre mariage ! Il peut sortir avant ou après cette date !

-	Heïdie, tu es née trois semaines avant la date prévue, toi Alizé, deux jours avant ! Précise la Maman.

-	Ça aussi, ce sera une surprise ? Demande Heïdie.

-	Et oui, un bébé réserve plein de surprises ! Répond la Maman.

-	C'est nul, je n'aime pas les surprises ! Répond Heïdie tristement.

-	Il faut vite lui acheter un cadeau car il pourrait sortir bientôt ?

-	Je veux lui offrir un doudou éléphant ! s'exclame Alizé.

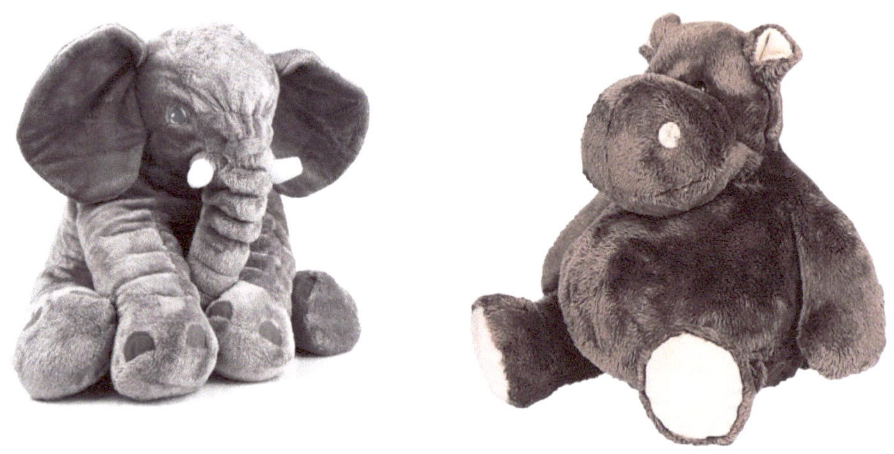

-	Moi, je veux lui offrir un doudou en hippopotame ! Renchérit Heïdie.

HUIT MOIS DE GROSSESSE …

Aou	Sept	Oct	Nov	Dec	Jan	Fev	Mar	Avr
X	X	X	X	X	X	X	X	

Heïdie, Alizé, on est toujours d'accord pour le prénom du bébé ? Demande le Papa.

-   Inès si c'est une petite sœur ! Répond Alizé.

-   Clément si c'est un petit garçon ! Répond Heïdie.

-   J'ai pensé à un prénom mixte ?

- Ça veut dire quoi « prénom mixte » ? Interroge Heïdie.

LOU CAMILLE SACHA MAE ELIE NOA ANGE LOAN

- Ça veut dire un prénom qui va aussi bien à une fille qu'à un garçon ! Répond le Papa.

- Je suis curieuse de savoir ! dit la Maman.

- C'est le prénom de Lou ! Annonce le Papa.

-    C'est le prénom auquel j'avais pensé pour les filles ! Dit la Maman ravie.

Ce joli prénom est validé par toute la famille.

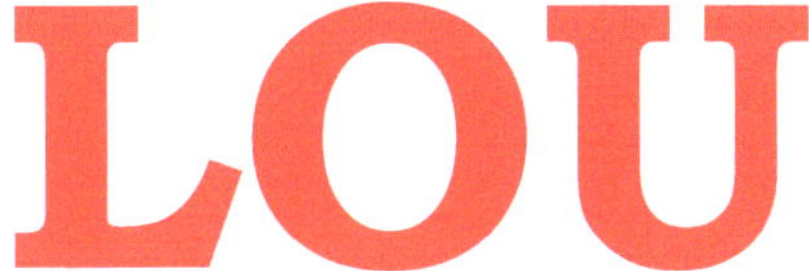

NEUF MOIS DE GROSSESSE….

LE 23 AVRIL

Le bébé est désormais prêt à naître…

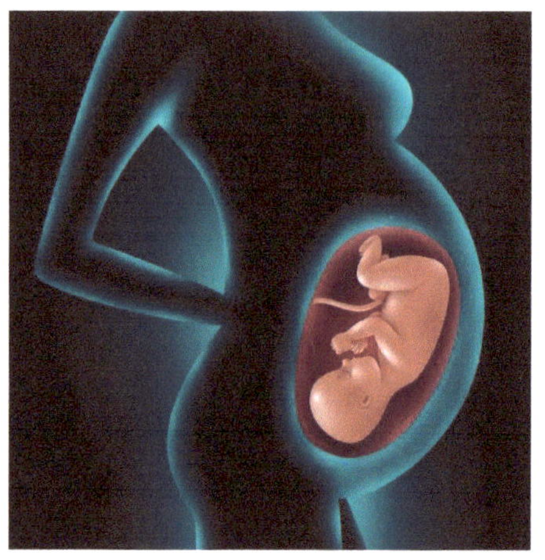

La Maman perd de l'eau. C'est l'eau de la poche où vit le bébé qui se vide. Elle a ensuite des douleurs dans le ventre. Il s'agit de contractions.

Les contractions aident le bébé à sortir du ventre. La sortie du bébé peut durer des heures et des heures…

La Maman part à l'hôpital à 8h00 le 23 avril.

- Le bébé met du temps à sortir ! râlent les filles. Elles espéraient le voir à la sortie de l'école.

- J'ai mis combien de temps pour sortir du ventre ? Demande Heïdie.

- 7 heures et toi Alizé, 14h00 répond le Papa.

Les filles sont impatientes toute la soirée. Le lendemain matin, elles partent à l'école, tristes de ne pas avoir vu le bébé.

C'est le soir en rentrant, qu'elles apprennent sa naissance. Il aura mis 21 heures à sortir !

Lou est née le 24 avril à 04h16, elle pesait 3kg07 et mesurait 47 cm à la naissance.

-	Nous allons à l'hôpital rendre visite à Maman et au bébé ! Attention, il faudra être sage et ne pas faire trop de bruit pour ne pas que le bébé s'effraie car il était au calme dans le ventre de Maman ! Prévient le Papa.

- C'est un frère ou une sœur ? Demande Alizé.

- C'est une sœur ! Répond le Papa.

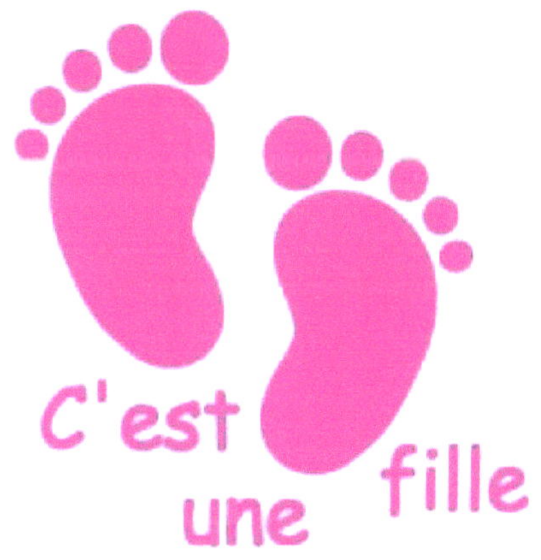

- Je voulais un frère mais je l'aimerai quand même ! Répond Heïdie.

A L'HÔPITAL …

Les filles prennent le cadeau qu'elles offriront à leur petite sœur.

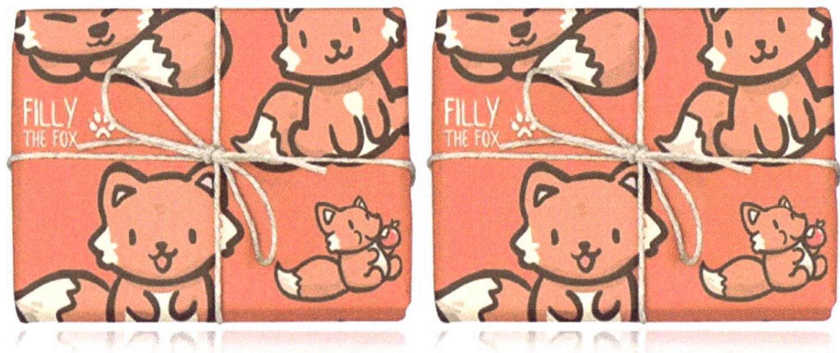

-    Je vous présente, Lou, votre petite sœur ! Dit la Maman.

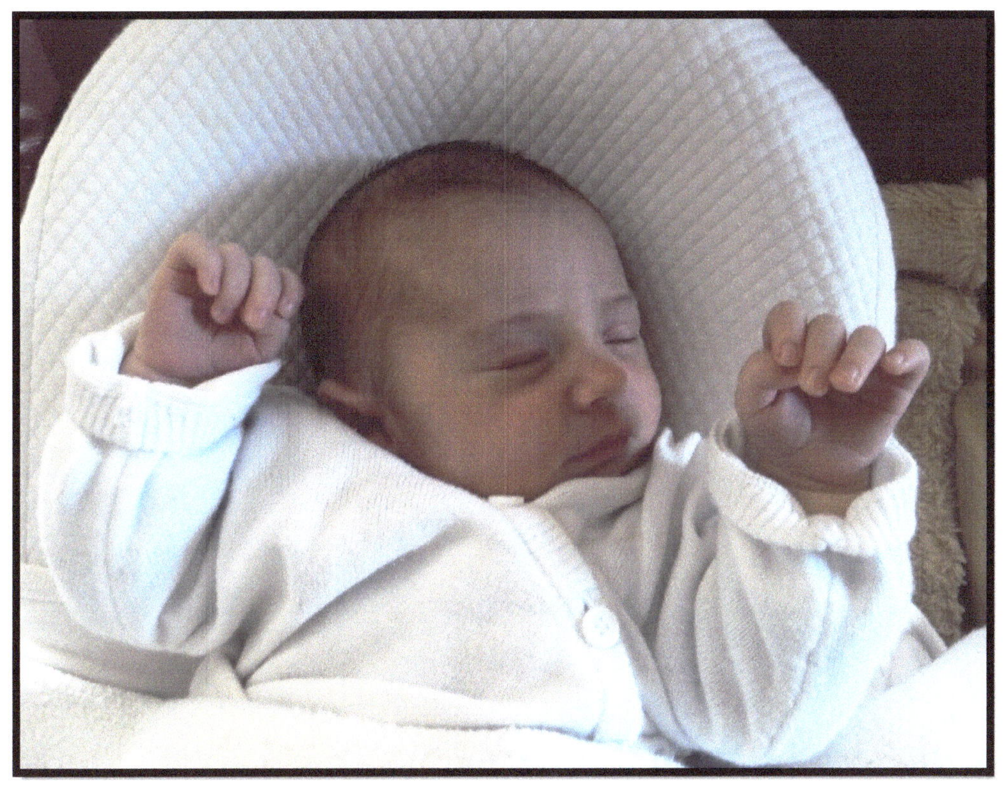

Heïdie et Alizé sont heureuses et émues.

Elles s'approchent doucement de leur petite sœur et l'observent en se mettant chacune d'un côté du couffin.
Leurs yeux pétillent de bonheur.

Vous avez aimé cette histoire ?

Et si vous écriviez à votre tour, l'histoire de VOTRE grossesse ?

Quel beau souvenir vous laisseriez à votre enfant ! Un cadeau unique et tellement personnel…

Je peux vous aider !

N'hésitez pas à consulter mon site internet sur debard.hubside.fr ou à me contacter par mail :
debardstephanie@hotmail.fr